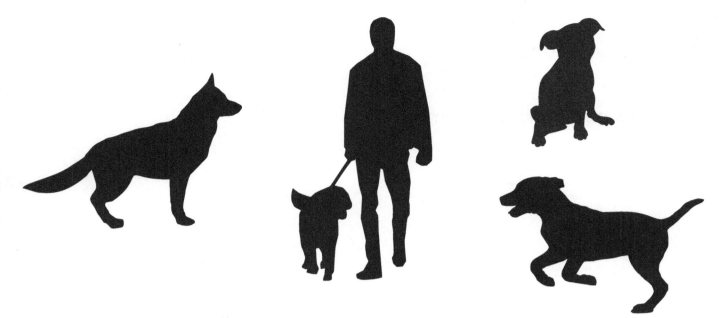

Carnet d'élevage

Registre de naissance pour les portées de chiots

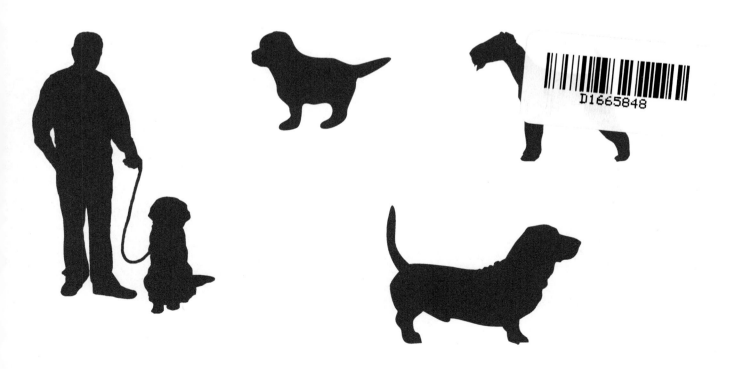

SOMMAIRE

Dans ce registre, vous trouverez les informations suivantes :

Les coordonnées de l'établissement

Les informations sur la portée

La mise-bas

L'évolution du poids journalier

L'évolution des températures journalières

L'évolution du poids hebdomadaire

Les coordonnées du vétérinaire

Le suivi vétérinaire

Les principales informations sur le chiot pour le client

Les principales informations sur le chiot pour le client

Des pages de notes

IDENTIFICATION DE L'ETABLISSEMENT

Nom de l'établissement _____

Nom de l'élevage _____

N° de SIRET |_|_|_|_|_|_|_|_|_| |_|_|_|_| Code APE _____

Capacité maximale d'hébergement _____

Nom et prénom de (des) l'exploitant(s) _____

_____

Adresse _____

_____

_____

Téléphone _____

e-mail _____

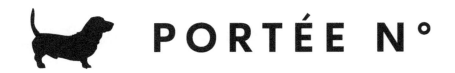 # PORTÉE N°

Père : _____ N° d'identification _____

Mère : _____ N° d'identification _____

Date de saillie : _____

Date de naissance : _____

Nombre de chiots : _____ Décès : _____

Males : _____ Femelles : _____

OBSERVATIONS

_____
_____
_____
_____
_____
_____

OBSERVATIONS

MISE-BAS

Date : _____ Début : _____ Fin : _____

Chiots	Heure de naissance	Male / Femelle	Particularités / Couleurs	Observations
Chiot 1				
Chiot 2				
Chiot 3				
Chiot 4				
Chiot 5				
Chiot 6				
Chiot 7				
Chiot 8				
Chiot 9				
Chiot 10				
Chiot 11				
Chiot 12				

EVOLUTION DU POIDS

Chiots	Naissance	Jour 1	Jour 2	Jour 3	Jour 4	Jour 5	Jour 6	Jour 7	Jour 8
Chiot 1									
Chiot 2									
Chiot 3									
Chiot 4									
Chiot 5									
Chiot 6									
Chiot 7									
Chiot 8									
Chiot 9									
Chiot 10									
Chiot 11									
Chiot 12									

SUIVI DE TEMPERATURE

Chiots	Naissance	Jour 1	Jour 2	Jour 3	Jour 4	Jour 5	Jour 6	Jour 7	Jour 8
Chiot 1									
Chiot 2									
Chiot 3									
Chiot 4									
Chiot 5									
Chiot 6									
Chiot 7									
Chiot 8									
Chiot 9									
Chiot 10									
Chiot 11									
Chiot 12									

EVOLUTION DU POIDS

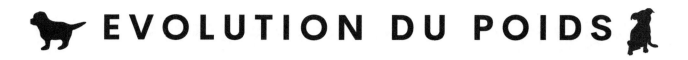

Chiots	Jour 9	Jour 10	Jour 11	Jour 12	Jour 13	Jour 14	Jour 15	Jour 16	Jour 17
Chiot 1									
Chiot 2									
Chiot 3									
Chiot 4									
Chiot 5									
Chiot 6									
Chiot 7									
Chiot 8									
Chiot 9									
Chiot 10									
Chiot 11									
Chiot 12									

SUIVI DE TEMPERATURE

Chiots	Jour 9	Jour 10	Jour 11	Jour 12	Jour 13	Jour 14	Jour 15	Jour 16	Jour 17
Chiot 1									
Chiot 2									
Chiot 3									
Chiot 4									
Chiot 5									
Chiot 6									
Chiot 7									
Chiot 8									
Chiot 9									
Chiot 10									
Chiot 11									
Chiot 12									

EVOLUTION DU POIDS

Chiots	Jour 18	Jour 19	Jour 20	Jour 21	Jour 22	Jour 23	Jour 24	Jour 25	Jour 26
Chiot 1									
Chiot 2									
Chiot 3									
Chiot 4									
Chiot 5									
Chiot 6									
Chiot 7									
Chiot 8									
Chiot 9									
Chiot 10									
Chiot 11									
Chiot 12									

SUIVI DE TEMPERATURE

Chiots	Jour 18	Jour 19	Jour 20	Jour 21	Jour 22	Jour 23	Jour 24	Jour 25	Jour 26
Chiot 1									
Chiot 2									
Chiot 3									
Chiot 4									
Chiot 5									
Chiot 6									
Chiot 7									
Chiot 8									
Chiot 9									
Chiot 10									
Chiot 11									
Chiot 12									

EVOLUTION DU POIDS

Chiots	Jour 27	Jour 28	Jour 29	Jour 30	Jour 31	Jour 32	Jour 33	Jour 34	Jour 35
Chiot 1									
Chiot 2									
Chiot 3									
Chiot 4									
Chiot 5									
Chiot 6									
Chiot 7									
Chiot 8									
Chiot 9									
Chiot 10									
Chiot 11									
Chiot 12									

EVOLUTION DU POIDS PAR SEMAINE

Chiots	Semaine 1	Semaine 2	Semaine 3	Semaine 4	Semaine 5	Semaine 6	Semaine 7	Semaine 8	Semaine 9
Chiot 1									
Chiot 2									
Chiot 3									
Chiot 4									
Chiot 5									
Chiot 6									
Chiot 7									
Chiot 8									
Chiot 9									
Chiot 10									
Chiot 11									
Chiot 12									

EVOLUTION DU POIDS PAR SEMAINE

Chiots	Semaine 10	Semaine 11	Semaine 12	Semaine 13	Semaine 14	Semaine 15	Semaine 16	Semaine 17	Semaine 18
Chiot 1									
Chiot 2									
Chiot 3									
Chiot 4									
Chiot 5									
Chiot 6									
Chiot 7									
Chiot 8									
Chiot 9									
Chiot 10									
Chiot 11									
Chiot 12									

MON VETERINAIRE

Nom de la clinique _____

_____

Nom du vétérinaire _____

Adresse _____

_____

_____

Téléphone

_____   _____

Adresse mail _____

Notes

_____

_____

_____

_____

SUIVI VETERINAIRE

Chiots	Vaccination / Dates			Vermifuge / Dates			Autres informations de santé
Chiot 1							
Chiot 2							
Chiot 3							
Chiot 4							
Chiot 5							
Chiot 6							
Chiot 7							
Chiot 8							
Chiot 9							
Chiot 10							
Chiot 11							
Chiot 12							

SUIVI VETERINAIRE

Chiots	Vaccination / Dates	Vermifuge / Dates	Autres informations de santé
Chiot 1			
Chiot 2			
Chiot 3			
Chiot 4			
Chiot 5			
Chiot 6			
Chiot 7			
Chiot 8			
Chiot 9			
Chiot 10			
Chiot 11			
Chiot 12			

OBSERVATIONS

FÉLICITATIONS

L'identifiant de votre chiot est _____

Date de naissance _____   Heure de naissance _____

Poids de naissance _____   Poids actuel _____

Nom donné au chiot _____

Affixe de l'élevage _____

Vaccinations _____

_____

Vermifuges _____

_____

Caractéristiques / couleur(s) _____

Nom du père _____   Nom de la mère _____

Autre(s) particularité(s) de votre chiot _____

_____

MERCI A VOUS

"Le chien est le seul être qui t'aime plus qu'il ne s'aime lui-même."

FÉLICITATIONS

L'identifiant de votre chiot est _____

Date de naissance _____ Heure de naissance _____

Poids de naissance _____ Poids actuel _____

Nom donné au chiot _____

Affixe de l'élevage _____

Vaccinations _____
_____

Vermifuges _____
_____

Caractéristiques / couleur(s) _____

Nom du père _____ Nom de la mère _____

Autre(s) particularité(s) de votre chiot _____
_____

MERCI A VOUS

"Le chien est le seul être qui t'aime plus qu'il ne s'aime lui-même."

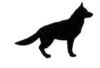 # OBSERVATIONS

PORTÉE N°

Père : _____ N° d'identification _____

Mère : _____ N° d'identification _____

Date de saillie : _____

Date de naissance: _____

Nombre de chiots : _____ Décès: _____

Males : _____ Femelles: _____

OBSERVATIONS

_____
_____
_____
_____
_____
_____
_____

OBSERVATIONS

MISE-BAS

Date : _____ Début : _____ Fin : _____

Chiots	Heure de naissance	Male / Femelle	Particularités / Couleurs	Observations
Chiot 1				
Chiot 2				
Chiot 3				
Chiot 4				
Chiot 5				
Chiot 6				
Chiot 7				
Chiot 8				
Chiot 9				
Chiot 10				
Chiot 11				
Chiot 12				

EVOLUTION DU POIDS

Chiots	Naissance	Jour 1	Jour 2	Jour 3	Jour 4	Jour 5	Jour 6	Jour 7	Jour 8
Chiot 1									
Chiot 2									
Chiot 3									
Chiot 4									
Chiot 5									
Chiot 6									
Chiot 7									
Chiot 8									
Chiot 9									
Chiot 10									
Chiot 11									
Chiot 12									

SUIVI DE TEMPERATURE

Chiots	Naissance	Jour 1	Jour 2	Jour 3	Jour 4	Jour 5	Jour 6	Jour 7	Jour 8
Chiot 1									
Chiot 2									
Chiot 3									
Chiot 4									
Chiot 5									
Chiot 6									
Chiot 7									
Chiot 8									
Chiot 9									
Chiot 10									
Chiot 11									
Chiot 12									

EVOLUTION DU POIDS

Chiots	Jour 9	Jour 10	Jour 11	Jour 12	Jour 13	Jour 14	Jour 15	Jour 16	Jour 17
Chiot 1									
Chiot 2									
Chiot 3									
Chiot 4									
Chiot 5									
Chiot 6									
Chiot 7									
Chiot 8									
Chiot 9									
Chiot 10									
Chiot 11									
Chiot 12									

SUIVI DE TEMPERATURE

Chiots	Jour 9	Jour 10	Jour 11	Jour 12	Jour 13	Jour 14	Jour 15	Jour 16	Jour 17
Chiot 1									
Chiot 2									
Chiot 3									
Chiot 4									
Chiot 5									
Chiot 6									
Chiot 7									
Chiot 8									
Chiot 9									
Chiot 10									
Chiot 11									
Chiot 12									

ÉVOLUTION DU POIDS

Chiots	Jour 18	Jour 19	Jour 20	Jour 21	Jour 22	Jour 23	Jour 24	Jour 25	Jour 26
Chiot 1									
Chiot 2									
Chiot 3									
Chiot 4									
Chiot 5									
Chiot 6									
Chiot 7									
Chiot 8									
Chiot 9									
Chiot 10									
Chiot 11									
Chiot 12									

SUIVI DE TEMPERATURE

Chiots	Jour 18	Jour 19	Jour 20	Jour 21	Jour 22	Jour 23	Jour 24	Jour 25	Jour 26
Chiot 1									
Chiot 2									
Chiot 3									
Chiot 4									
Chiot 5									
Chiot 6									
Chiot 7									
Chiot 8									
Chiot 9									
Chiot 10									
Chiot 11									
Chiot 12									

ÉVOLUTION DU POIDS

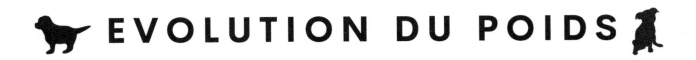

Chiots	Jour 27	Jour 28	Jour 29	Jour 30	Jour 31	Jour 32	Jour 33	Jour 34	Jour 35
Chiot 1									
Chiot 2									
Chiot 3									
Chiot 4									
Chiot 5									
Chiot 6									
Chiot 7									
Chiot 8									
Chiot 9									
Chiot 10									
Chiot 11									
Chiot 12									

EVOLUTION DU POIDS PAR SEMAINE

Chiots	Semaine 1	Semaine 2	Semaine 3	Semaine 4	Semaine 5	Semaine 6	Semaine 7	Semaine 8	Semaine 9
Chiot 1									
Chiot 2									
Chiot 3									
Chiot 4									
Chiot 5									
Chiot 6									
Chiot 7									
Chiot 8									
Chiot 9									
Chiot 10									
Chiot 11									
Chiot 12									

EVOLUTION DU POIDS PAR SEMAINE

Chiots	Semaine 10	Semaine 11	Semaine 12	Semaine 13	Semaine 14	Semaine 15	Semaine 16	Semaine 17	Semaine 18
Chiot 1									
Chiot 2									
Chiot 3									
Chiot 4									
Chiot 5									
Chiot 6									
Chiot 7									
Chiot 8									
Chiot 9									
Chiot 10									
Chiot 11									
Chiot 12									

MON VETERINAIRE

Nom de la clinique _____

_____

Nom du vétérinaire _____

Adresse _____

_____

_____

Téléphone

📞 _____ 📱 _____

Adresse mail _____

Notes

_____

_____

_____

SUIVI VETERINAIRE

Chiots	Vaccination / Dates	Vermifuge / Dates	Autres informations de santé
Chiot 1			
Chiot 2			
Chiot 3			
Chiot 4			
Chiot 5			
Chiot 6			
Chiot 7			
Chiot 8			
Chiot 9			
Chiot 10			
Chiot 11			
Chiot 12			

SUIVI VETERINAIRE

Chiots	Vaccination / Dates			Vermifuge / Dates			Autres informations de santé
Chiot 1							
Chiot 2							
Chiot 3							
Chiot 4							
Chiot 5							
Chiot 6							
Chiot 7							
Chiot 8							
Chiot 9							
Chiot 10							
Chiot 11							
Chiot 12							

OBSERVATIONS

FÉLICITATIONS

L'identifiant de votre chiot est _____

Date de naissance _____   Heure de naissance _____

Poids de naissance _____   Poids actuel _____

Nom donné au chiot _____

Affixe de l'élevage _____

Vaccinations _____

_____

Vermifuges _____

_____

Caractéristiques / couleur(s) _____

Nom du père _____   Nom de la mère _____

Autre(s) particularité(s) de votre chiot _____

_____

_____

MERCI A VOUS

"Le chien est le seul être qui t'aime plus qu'il ne s'aime lui-même."

FÉLICITATIONS

L'identifiant de votre chiot est _____

Date de naissance _____ Heure de naissance _____

Poids de naissance _____ Poids actuel _____

Nom donné au chiot _____

Affixe de l'élevage _____

Vaccinations _____

_____

Vermifuges _____

_____

Caractéristiques / couleur(s) _____

Nom du père _____ Nom de la mère _____

Autre(s) particularité(s) de votre chiot _____

_____

_____

MERCI A VOUS

"Le chien est le seul être qui t'aime plus qu'il ne s'aime lui-même."

OBSERVATIONS

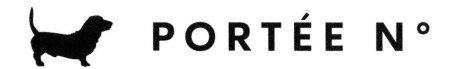
PORTÉE N°

Père : _____ N° d'identification _____

Mère : _____ N° d'identification _____

Date de saillie : _____

Date de naissance : _____

Nombre de chiots : _____   Décès : _____

Males : _____   Femelles : _____

OBSERVATIONS

_____
_____
_____
_____
_____
_____

OBSERVATIONS

MISE-BAS

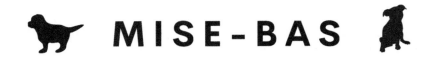

Date : _____   Début : _____   Fin : _____

Chiots	Heure de naissance	Male / Femelle	Particularités / Couleurs	Observations
Chiot 1				
Chiot 2				
Chiot 3				
Chiot 4				
Chiot 5				
Chiot 6				
Chiot 7				
Chiot 8				
Chiot 9				
Chiot 10				
Chiot 11				
Chiot 12				

EVOLUTION DU POIDS

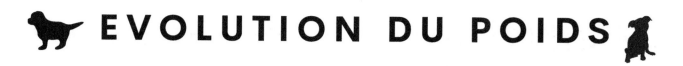

Chiots	Naissance	Jour 1	Jour 2	Jour 3	Jour 4	Jour 5	Jour 6	Jour 7	Jour 8
Chiot 1									
Chiot 2									
Chiot 3									
Chiot 4									
Chiot 5									
Chiot 6									
Chiot 7									
Chiot 8									
Chiot 9									
Chiot 10									
Chiot 11									
Chiot 12									

SUIVI DE TEMPERATURE

Chiots	Naissance	Jour 1	Jour 2	Jour 3	Jour 4	Jour 5	Jour 6	Jour 7	Jour 8
Chiot 1									
Chiot 2									
Chiot 3									
Chiot 4									
Chiot 5									
Chiot 6									
Chiot 7									
Chiot 8									
Chiot 9									
Chiot 10									
Chiot 11									
Chiot 12									

EVOLUTION DU POIDS

Chiots	Jour 9	Jour 10	Jour 11	Jour 12	Jour 13	Jour 14	Jour 15	Jour 16	Jour 17
Chiot 1									
Chiot 2									
Chiot 3									
Chiot 4									
Chiot 5									
Chiot 6									
Chiot 7									
Chiot 8									
Chiot 9									
Chiot 10									
Chiot 11									
Chiot 12									

SUIVI DE TEMPERATURE

Chiots	Jour 9	Jour 10	Jour 11	Jour 12	Jour 13	Jour 14	Jour 15	Jour 16	Jour 17
Chiot 1									
Chiot 2									
Chiot 3									
Chiot 4									
Chiot 5									
Chiot 6									
Chiot 7									
Chiot 8									
Chiot 9									
Chiot 10									
Chiot 11									
Chiot 12									

EVOLUTION DU POIDS

Chiots	Jour 18	Jour 19	Jour 20	Jour 21	Jour 22	Jour 23	Jour 24	Jour 25	Jour 26
Chiot 1									
Chiot 2									
Chiot 3									
Chiot 4									
Chiot 5									
Chiot 6									
Chiot 7									
Chiot 8									
Chiot 9									
Chiot 10									
Chiot 11									
Chiot 12									

SUIVI DE TEMPERATURE

Chiots	Jour 18	Jour 19	Jour 20	Jour 21	Jour 22	Jour 23	Jour 24	Jour 25	Jour 26
Chiot 1									
Chiot 2									
Chiot 3									
Chiot 4									
Chiot 5									
Chiot 6									
Chiot 7									
Chiot 8									
Chiot 9									
Chiot 10									
Chiot 11									
Chiot 12									

EVOLUTION DU POIDS

Chiots	Jour 27	Jour 28	Jour 29	Jour 30	Jour 31	Jour 32	Jour 33	Jour 34	Jour 35
Chiot 1									
Chiot 2									
Chiot 3									
Chiot 4									
Chiot 5									
Chiot 6									
Chiot 7									
Chiot 8									
Chiot 9									
Chiot 10									
Chiot 11									
Chiot 12									

EVOLUTION DU POIDS PAR SEMAINE

Chiots	Semaine 1	Semaine 2	Semaine 3	Semaine 4	Semaine 5	Semaine 6	Semaine 7	Semaine 8	Semaine 9
Chiot 1									
Chiot 2									
Chiot 3									
Chiot 4									
Chiot 5									
Chiot 6									
Chiot 7									
Chiot 8									
Chiot 9									
Chiot 10									
Chiot 11									
Chiot 12									

EVOLUTION DU POIDS PAR SEMAINE

Chiots	Semaine 10	Semaine 11	Semaine 12	Semaine 13	Semaine 14	Semaine 15	Semaine 16	Semaine 17	Semaine 18
Chiot 1									
Chiot 2									
Chiot 3									
Chiot 4									
Chiot 5									
Chiot 6									
Chiot 7									
Chiot 8									
Chiot 9									
Chiot 10									
Chiot 11									
Chiot 12									

MON VÉTÉRINAIRE

Nom de la clinique _____

_____

Nom du vétérinaire _____

Adresse _____

_____

_____

Téléphone

📞 _____   📱 _____

Adresse mail _____

Notes

_____

_____

_____

_____

SUIVI VETERINAIRE

Chiots	Vaccination / Dates			Vermifuge / Dates			Autres informations de santé
Chiot 1							
Chiot 2							
Chiot 3							
Chiot 4							
Chiot 5							
Chiot 6							
Chiot 7							
Chiot 8							
Chiot 9							
Chiot 10							
Chiot 11							
Chiot 12							

SUIVI VETERINAIRE

Chiots	Vaccination / Dates			Vermifuge / Dates			Autres informations de santé
Chiot 1							
Chiot 2							
Chiot 3							
Chiot 4							
Chiot 5							
Chiot 6							
Chiot 7							
Chiot 8							
Chiot 9							
Chiot 10							
Chiot 11							
Chiot 12							

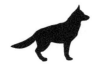 # OBSERVATIONS

FÉLICITATIONS

L'identifiant de votre chiot est _____

Date de naissance _____   Heure de naissance _____

Poids de naissance _____   Poids actuel _____

Nom donné au chiot _____

Affixe de l'élevage _____

Vaccinations _____

_____

Vermifuges _____

_____

Caractéristiques / couleur(s) _____

Nom du père _____   Nom de la mère _____

Autre(s) particularité(s) de votre chiot _____

_____

MERCI A VOUS

"Le chien est le seul être qui t'aime plus qu'il ne s'aime lui-même."

FÉLICITATIONS

L'identifiant de votre chiot est _____

Date de naissance _____   Heure de naissance _____

Poids de naissance _____   Poids actuel _____

Nom donné au chiot _____

Affixe de l'élevage _____

Vaccinations _____
_____
_____

Vermifuges _____
_____
_____

Caractéristiques / couleur(s) _____

Nom du père _____   Nom de la mère _____

Autre(s) particularité(s) de votre chiot _____
_____

MERCI A VOUS

"Le chien est le seul être qui t'aime plus qu'il ne s'aime lui-même."

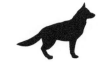# OBSERVATIONS

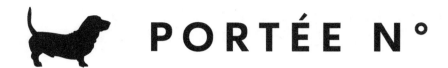

PORTÉE N°

Père : _____ N° d'identification _____

Mère : _____ N° d'identification _____

Date de saillie : _____

Date de naissance: _____

Nombre de chiots : _____ Décès: _____

Males : _____ Femelles: _____

OBSERVATIONS

_____
_____
_____
_____
_____
_____
_____

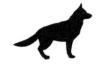

OBSERVATIONS

MISE-BAS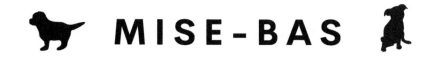

Date : _____   Début : _____   Fin : _____

Chiots	Heure de naissance	Male / Femelle	Particularités / Couleurs	Observations
Chiot 1				
Chiot 2				
Chiot 3				
Chiot 4				
Chiot 5				
Chiot 6				
Chiot 7				
Chiot 8				
Chiot 9				
Chiot 10				
Chiot 11				
Chiot 12				

EVOLUTION DU POIDS

Chiots	Naissance	Jour 1	Jour 2	Jour 3	Jour 4	Jour 5	Jour 6	Jour 7	Jour 8
Chiot 1									
Chiot 2									
Chiot 3									
Chiot 4									
Chiot 5									
Chiot 6									
Chiot 7									
Chiot 8									
Chiot 9									
Chiot 10									
Chiot 11									
Chiot 12									

SUIVI DE TEMPERATURE

Chiots	Naissance	Jour 1	Jour 2	Jour 3	Jour 4	Jour 5	Jour 6	Jour 7	Jour 8
Chiot 1									
Chiot 2									
Chiot 3									
Chiot 4									
Chiot 5									
Chiot 6									
Chiot 7									
Chiot 8									
Chiot 9									
Chiot 10									
Chiot 11									
Chiot 12									

EVOLUTION DU POIDS

Chiots	Jour 9	Jour 10	Jour 11	Jour 12	Jour 13	Jour 14	Jour 15	Jour 16	Jour 17
Chiot 1									
Chiot 2									
Chiot 3									
Chiot 4									
Chiot 5									
Chiot 6									
Chiot 7									
Chiot 8									
Chiot 9									
Chiot 10									
Chiot 11									
Chiot 12									

SUIVI DE TEMPERATURE

Chiots	Jour 9	Jour 10	Jour 11	Jour 12	Jour 13	Jour 14	Jour 15	Jour 16	Jour 17
Chiot 1									
Chiot 2									
Chiot 3									
Chiot 4									
Chiot 5									
Chiot 6									
Chiot 7									
Chiot 8									
Chiot 9									
Chiot 10									
Chiot 11									
Chiot 12									

EVOLUTION DU POIDS

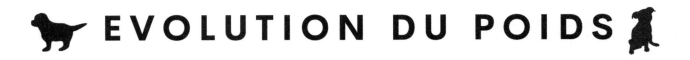

Chiots	Jour 18	Jour 19	Jour 20	Jour 21	Jour 22	Jour 23	Jour 24	Jour 25	Jour 26
Chiot 1									
Chiot 2									
Chiot 3									
Chiot 4									
Chiot 5									
Chiot 6									
Chiot 7									
Chiot 8									
Chiot 9									
Chiot 10									
Chiot 11									
Chiot 12									

SUIVI DE TEMPERATURE

Chiots	Jour 18	Jour 19	Jour 20	Jour 21	Jour 22	Jour 23	Jour 24	Jour 25	Jour 26
Chiot 1									
Chiot 2									
Chiot 3									
Chiot 4									
Chiot 5									
Chiot 6									
Chiot 7									
Chiot 8									
Chiot 9									
Chiot 10									
Chiot 11									
Chiot 12									

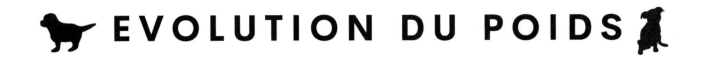

EVOLUTION DU POIDS

Chiots	Jour 27	Jour 28	Jour 29	Jour 30	Jour 31	Jour 32	Jour 33	Jour 34	Jour 35
Chiot 1									
Chiot 2									
Chiot 3									
Chiot 4									
Chiot 5									
Chiot 6									
Chiot 7									
Chiot 8									
Chiot 9									
Chiot 10									
Chiot 11									
Chiot 12									

EVOLUTION DU POIDS PAR SEMAINE

Chiots	Semaine 1	Semaine 2	Semaine 3	Semaine 4	Semaine 5	Semaine 6	Semaine 7	Semaine 8	Semaine 9
Chiot 1									
Chiot 2									
Chiot 3									
Chiot 4									
Chiot 5									
Chiot 6									
Chiot 7									
Chiot 8									
Chiot 9									
Chiot 10									
Chiot 11									
Chiot 12									

EVOLUTION DU POIDS PAR SEMAINE

Chiots	Semaine 10	Semaine 11	Semaine 12	Semaine 13	Semaine 14	Semaine 15	Semaine 16	Semaine 17	Semaine 18
Chiot 1									
Chiot 2									
Chiot 3									
Chiot 4									
Chiot 5									
Chiot 6									
Chiot 7									
Chiot 8									
Chiot 9									
Chiot 10									
Chiot 11									
Chiot 12									

MON VÉTÉRINAIRE

Nom de la clinique

Nom du vétérinaire

Adresse

Téléphone

Adresse mail

Notes

SUIVI VETERINAIRE

Chiots	Vaccination / Dates			Vermifuge / Dates			Autres informations de santé
Chiot 1							
Chiot 2							
Chiot 3							
Chiot 4							
Chiot 5							
Chiot 6							
Chiot 7							
Chiot 8							
Chiot 9							
Chiot 10							
Chiot 11							
Chiot 12							

SUIVI VETERINAIRE

Chiots	Vaccination / Dates			Vermifuge / Dates			Autres informations de santé
Chiot 1							
Chiot 2							
Chiot 3							
Chiot 4							
Chiot 5							
Chiot 6							
Chiot 7							
Chiot 8							
Chiot 9							
Chiot 10							
Chiot 11							
Chiot 12							

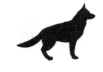 # OBSERVATIONS

FÉLICITATIONS

L'identifiant de votre chiot est _____

Date de naissance _____   Heure de naissance _____

Poids de naissance _____   Poids actuel _____

Nom donné au chiot _____

Affixe de l'élevage _____

Vaccinations _____
_____

Vermifuges _____
_____

Caractéristiques / couleur(s) _____

Nom du père _____   Nom de la mère _____

Autre(s) particularité(s) de votre chiot _____
_____

MERCI A VOUS

"Le chien est le seul être qui t'aime plus qu'il ne s'aime lui-même."

FÉLICITATIONS

L'identifiant de votre chiot est _____

Date de naissance _____   Heure de naissance _____

Poids de naissance _____   Poids actuel _____

Nom donné au chiot _____

Affixe de l'élevage _____

Vaccinations _____

_____

Vermifuges _____

_____

Caractéristiques / couleur(s) _____

Nom du père _____   Nom de la mère _____

Autre(s) particularité(s) de votre chiot _____

_____

_____

MERCI A VOUS

"Le chien est le seul être qui t'aime plus qu'il ne s'aime lui-même."

OBSERVATIONS

PORTÉE N°

Père : _____ N° d'identification _____

Mère : _____ N° d'identification _____

Date de saillie : _____

Date de naissance: _____

Nombre de chiots : _____   Décès: _____

Males : _____   Femelles: _____

OBSERVATIONS

_____

_____

_____

_____

_____

_____

OBSERVATIONS

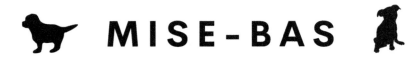

MISE-BAS

Date : _____   Début : _____   Fin : _____

Chiots	Heure de naissance	Male / Femelle	Particularités / Couleurs	Observations
Chiot 1				
Chiot 2				
Chiot 3				
Chiot 4				
Chiot 5				
Chiot 6				
Chiot 7				
Chiot 8				
Chiot 9				
Chiot 10				
Chiot 11				
Chiot 12				

EVOLUTION DU POIDS

Chiots	Naissance	Jour 1	Jour 2	Jour 3	Jour 4	Jour 5	Jour 6	Jour 7	Jour 8
Chiot 1									
Chiot 2									
Chiot 3									
Chiot 4									
Chiot 5									
Chiot 6									
Chiot 7									
Chiot 8									
Chiot 9									
Chiot 10									
Chiot 11									
Chiot 12									

SUIVI DE TEMPERATURE

Chiots	Naissance	Jour 1	Jour 2	Jour 3	Jour 4	Jour 5	Jour 6	Jour 7	Jour 8
Chiot 1									
Chiot 2									
Chiot 3									
Chiot 4									
Chiot 5									
Chiot 6									
Chiot 7									
Chiot 8									
Chiot 9									
Chiot 10									
Chiot 11									
Chiot 12									

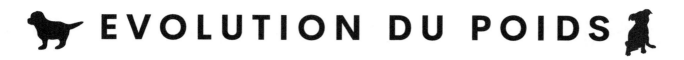

EVOLUTION DU POIDS

Chiots	Jour 9	Jour 10	Jour 11	Jour 12	Jour 13	Jour 14	Jour 15	Jour 16	Jour 17
Chiot 1									
Chiot 2									
Chiot 3									
Chiot 4									
Chiot 5									
Chiot 6									
Chiot 7									
Chiot 8									
Chiot 9									
Chiot 10									
Chiot 11									
Chiot 12									

SUIVI DE TEMPERATURE

Chiots	Jour 9	Jour 10	Jour 11	Jour 12	Jour 13	Jour 14	Jour 15	Jour 16	Jour 17
Chiot 1									
Chiot 2									
Chiot 3									
Chiot 4									
Chiot 5									
Chiot 6									
Chiot 7									
Chiot 8									
Chiot 9									
Chiot 10									
Chiot 11									
Chiot 12									

EVOLUTION DU POIDS

Chiots	Jour 18	Jour 19	Jour 20	Jour 21	Jour 22	Jour 23	Jour 24	Jour 25	Jour 26
Chiot 1									
Chiot 2									
Chiot 3									
Chiot 4									
Chiot 5									
Chiot 6									
Chiot 7									
Chiot 8									
Chiot 9									
Chiot 10									
Chiot 11									
Chiot 12									

SUIVI DE TEMPERATURE

Chiots	Jour 18	Jour 19	Jour 20	Jour 21	Jour 22	Jour 23	Jour 24	Jour 25	Jour 26
Chiot 1									
Chiot 2									
Chiot 3									
Chiot 4									
Chiot 5									
Chiot 6									
Chiot 7									
Chiot 8									
Chiot 9									
Chiot 10									
Chiot 11									
Chiot 12									

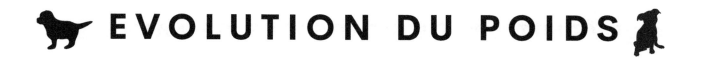 EVOLUTION DU POIDS

Chiots	Jour 27	Jour 28	Jour 29	Jour 30	Jour 31	Jour 32	Jour 33	Jour 34	Jour 35
Chiot 1									
Chiot 2									
Chiot 3									
Chiot 4									
Chiot 5									
Chiot 6									
Chiot 7									
Chiot 8									
Chiot 9									
Chiot 10									
Chiot 11									
Chiot 12									

EVOLUTION DU POIDS PAR SEMAINE

Chiots	Semaine 1	Semaine 2	Semaine 3	Semaine 4	Semaine 5	Semaine 6	Semaine 7	Semaine 8	Semaine 9
Chiot 1									
Chiot 2									
Chiot 3									
Chiot 4									
Chiot 5									
Chiot 6									
Chiot 7									
Chiot 8									
Chiot 9									
Chiot 10									
Chiot 11									
Chiot 12									

EVOLUTION DU POIDS PAR SEMAINE

Chiots	Semaine 10	Semaine 11	Semaine 12	Semaine 13	Semaine 14	Semaine 15	Semaine 16	Semaine 17	Semaine 18
Chiot 1									
Chiot 2									
Chiot 3									
Chiot 4									
Chiot 5									
Chiot 6									
Chiot 7									
Chiot 8									
Chiot 9									
Chiot 10									
Chiot 11									
Chiot 12									

MON VÉTÉRINAIRE

Nom de la clinique _____

_____

Nom du vétérinaire _____

Adresse _____

_____

_____

Téléphone

📞 _____   📱 _____

Adresse mail _____

Notes

_____

_____

_____

_____

SUIVI VETERINAIRE

Chiots	Vaccination / Dates	Vermifuge / Dates	Autres informations de santé
Chiot 1			
Chiot 2			
Chiot 3			
Chiot 4			
Chiot 5			
Chiot 6			
Chiot 7			
Chiot 8			
Chiot 9			
Chiot 10			
Chiot 11			
Chiot 12			

SUIVI VETERINAIRE

Chiots	Vaccination / Dates	Vermifuge / Dates	Autres informations de santé
Chiot 1			
Chiot 2			
Chiot 3			
Chiot 4			
Chiot 5			
Chiot 6			
Chiot 7			
Chiot 8			
Chiot 9			
Chiot 10			
Chiot 11			
Chiot 12			

OBSERVATIONS

FÉLICITATIONS

L'identifiant de votre chiot est _____

Date de naissance _____   Heure de naissance _____

Poids de naissance _____   Poids actuel _____

Nom donné au chiot _____

Affixe de l'élevage _____

Vaccinations _____
_____

Vermifuges _____
_____

Caractéristiques / couleur(s) _____

Nom du père _____   Nom de la mère _____

Autre(s) particularité(s) de votre chiot _____
_____

MERCI A VOUS

"Le chien est le seul être qui t'aime plus qu'il ne s'aime lui-même."

FÉLICITATIONS

L'identifiant de votre chiot est _____

Date de naissance _____   Heure de naissance _____

Poids de naissance _____   Poids actuel _____

Nom donné au chiot _____

Affixe de l'élevage _____

Vaccinations _____
_____

Vermifuges _____
_____

Caractéristiques / couleur(s) _____

Nom du père _____   Nom de la mère _____

Autre(s) particularité(s) de votre chiot _____
_____

MERCI A VOUS

"Le chien est le seul être qui t'aime plus qu'il ne s'aime lui-même."

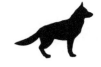 # OBSERVATIONS

PORTÉE N°

Père : _____ N° d'identification _____

Mère : _____ N° d'identification _____

Date de saillie : _____

Date de naissance : _____

Nombre de chiots : _____ Décès : _____

Males : _____ Femelles : _____

OBSERVATIONS

_____
_____
_____
_____
_____
_____
_____

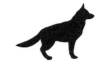

OBSERVATIONS

MISE-BAS

Date : _____   Début : _____   Fin : _____

Chiots	Heure de naissance	Male / Femelle	Particularités / Couleurs	Observations
Chiot 1				
Chiot 2				
Chiot 3				
Chiot 4				
Chiot 5				
Chiot 6				
Chiot 7				
Chiot 8				
Chiot 9				
Chiot 10				
Chiot 11				
Chiot 12				

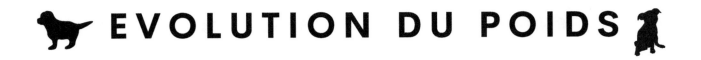

EVOLUTION DU POIDS

Chiots	Naissance	Jour 1	Jour 2	Jour 3	Jour 4	Jour 5	Jour 6	Jour 7	Jour 8
Chiot 1									
Chiot 2									
Chiot 3									
Chiot 4									
Chiot 5									
Chiot 6									
Chiot 7									
Chiot 8									
Chiot 9									
Chiot 10									
Chiot 11									
Chiot 12									

SUIVI DE TEMPERATURE

Chiots	Naissance	Jour 1	Jour 2	Jour 3	Jour 4	Jour 5	Jour 6	Jour 7	Jour 8
Chiot 1									
Chiot 2									
Chiot 3									
Chiot 4									
Chiot 5									
Chiot 6									
Chiot 7									
Chiot 8									
Chiot 9									
Chiot 10									
Chiot 11									
Chiot 12									

EVOLUTION DU POIDS

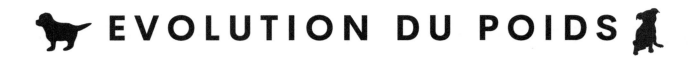

Chiots	Jour 9	Jour 10	Jour 11	Jour 12	Jour 13	Jour 14	Jour 15	Jour 16	Jour 17
Chiot 1									
Chiot 2									
Chiot 3									
Chiot 4									
Chiot 5									
Chiot 6									
Chiot 7									
Chiot 8									
Chiot 9									
Chiot 10									
Chiot 11									
Chiot 12									

SUIVI DE TEMPERATURE

Chiots	Jour 9	Jour 10	Jour 11	Jour 12	Jour 13	Jour 14	Jour 15	Jour 16	Jour 17
Chiot 1									
Chiot 2									
Chiot 3									
Chiot 4									
Chiot 5									
Chiot 6									
Chiot 7									
Chiot 8									
Chiot 9									
Chiot 10									
Chiot 11									
Chiot 12									

EVOLUTION DU POIDS

Chiots	Jour 18	Jour 19	Jour 20	Jour 21	Jour 22	Jour 23	Jour 24	Jour 25	Jour 26
Chiot 1									
Chiot 2									
Chiot 3									
Chiot 4									
Chiot 5									
Chiot 6									
Chiot 7									
Chiot 8									
Chiot 9									
Chiot 10									
Chiot 11									
Chiot 12									

SUIVI DE TEMPERATURE

Chiots	Jour 18	Jour 19	Jour 20	Jour 21	Jour 22	Jour 23	Jour 24	Jour 25	Jour 26
Chiot 1									
Chiot 2									
Chiot 3									
Chiot 4									
Chiot 5									
Chiot 6									
Chiot 7									
Chiot 8									
Chiot 9									
Chiot 10									
Chiot 11									
Chiot 12									

EVOLUTION DU POIDS

Chiots	Jour 27	Jour 28	Jour 29	Jour 30	Jour 31	Jour 32	Jour 33	Jour 34	Jour 35
Chiot 1									
Chiot 2									
Chiot 3									
Chiot 4									
Chiot 5									
Chiot 6									
Chiot 7									
Chiot 8									
Chiot 9									
Chiot 10									
Chiot 11									
Chiot 12									

EVOLUTION DU POIDS PAR SEMAINE

Chiots	Semaine 1	Semaine 2	Semaine 3	Semaine 4	Semaine 5	Semaine 6	Semaine 7	Semaine 8	Semaine 9
Chiot 1									
Chiot 2									
Chiot 3									
Chiot 4									
Chiot 5									
Chiot 6									
Chiot 7									
Chiot 8									
Chiot 9									
Chiot 10									
Chiot 11									
Chiot 12									

EVOLUTION DU POIDS PAR SEMAINE

Chiots	Semaine 10	Semaine 11	Semaine 12	Semaine 13	Semaine 14	Semaine 15	Semaine 16	Semaine 17	Semaine 18
Chiot 1									
Chiot 2									
Chiot 3									
Chiot 4									
Chiot 5									
Chiot 6									
Chiot 7									
Chiot 8									
Chiot 9									
Chiot 10									
Chiot 11									
Chiot 12									

MON VETERINAIRE

Nom de la clinique _____

_____

Nom du vétérinaire _____

Adresse _____

_____

_____

Téléphone

📞 _____   📱 _____

Adresse mail _____

Notes

_____

_____

_____

SUIVI VETERINAIRE

Chiots	Vaccination / Dates	Vermifuge / Dates	Autres informations de santé
Chiot 1			
Chiot 2			
Chiot 3			
Chiot 4			
Chiot 5			
Chiot 6			
Chiot 7			
Chiot 8			
Chiot 9			
Chiot 10			
Chiot 11			
Chiot 12			

SUIVI VETERINAIRE

Chiots	Vaccination / Dates			Vermifuge / Dates			Autres informations de santé
Chiot 1							
Chiot 2							
Chiot 3							
Chiot 4							
Chiot 5							
Chiot 6							
Chiot 7							
Chiot 8							
Chiot 9							
Chiot 10							
Chiot 11							
Chiot 12							

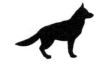

OBSERVATIONS

FÉLICITATIONS

L'identifiant de votre chiot est _____

Date de naissance _____   Heure de naissance _____

Poids de naissance _____   Poids actuel _____

Nom donné au chiot _____

Affixe de l'élevage _____

Vaccinations _____
_____

Vermifuges _____
_____

Caractéristiques / couleur(s) _____

Nom du père _____   Nom de la mère _____

Autre(s) particularité(s) de votre chiot _____
_____
_____

MERCI A VOUS

"Le chien est le seul être qui t'aime plus qu'il ne s'aime lui-même."

FÉLICITATIONS

L'identifiant de votre chiot est _____

Date de naissance _____   Heure de naissance _____

Poids de naissance _____   Poids actuel _____

Nom donné au chiot _____

Affixe de l'élevage _____

Vaccinations _____

_____

Vermifuges _____

_____

Caractéristiques / couleur(s) _____

Nom du père _____   Nom de la mère _____

Autre(s) particularité(s) de votre chiot _____

_____

MERCI A VOUS

"Le chien est le seul être qui t'aime plus qu'il ne s'aime lui-même."

OBSERVATIONS

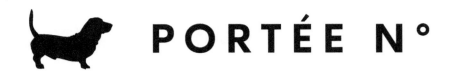
PORTÉE N°

Père : _____ N° d'identification _____

Mère : _____ N° d'identification _____

Date de saillie : _____

Date de naissance: _____

Nombre de chiots : _____ Décès: _____

Males : _____ Femelles: _____

OBSERVATIONS

_____
_____
_____
_____
_____
_____
_____

OBSERVATIONS

MISE-BAS

Date : _____ Début : _____ Fin : _____

Chiots	Heure de naissance	Male / Femelle	Particularités / Couleurs	Observations
Chiot 1				
Chiot 2				
Chiot 3				
Chiot 4				
Chiot 5				
Chiot 6				
Chiot 7				
Chiot 8				
Chiot 9				
Chiot 10				
Chiot 11				
Chiot 12				

EVOLUTION DU POIDS

Chiots	Naissance	Jour 1	Jour 2	Jour 3	Jour 4	Jour 5	Jour 6	Jour 7	Jour 8
Chiot 1									
Chiot 2									
Chiot 3									
Chiot 4									
Chiot 5									
Chiot 6									
Chiot 7									
Chiot 8									
Chiot 9									
Chiot 10									
Chiot 11									
Chiot 12									

SUIVI DE TEMPERATURE

Chiots	Naissance	Jour 1	Jour 2	Jour 3	Jour 4	Jour 5	Jour 6	Jour 7	Jour 8
Chiot 1									
Chiot 2									
Chiot 3									
Chiot 4									
Chiot 5									
Chiot 6									
Chiot 7									
Chiot 8									
Chiot 9									
Chiot 10									
Chiot 11									
Chiot 12									

EVOLUTION DU POIDS

Chiots	Jour 9	Jour 10	Jour 11	Jour 12	Jour 13	Jour 14	Jour 15	Jour 16	Jour 17
Chiot 1									
Chiot 2									
Chiot 3									
Chiot 4									
Chiot 5									
Chiot 6									
Chiot 7									
Chiot 8									
Chiot 9									
Chiot 10									
Chiot 11									
Chiot 12									

SUIVI DE TEMPERATURE

Chiots	Jour 9	Jour 10	Jour 11	Jour 12	Jour 13	Jour 14	Jour 15	Jour 16	Jour 17
Chiot 1									
Chiot 2									
Chiot 3									
Chiot 4									
Chiot 5									
Chiot 6									
Chiot 7									
Chiot 8									
Chiot 9									
Chiot 10									
Chiot 11									
Chiot 12									

EVOLUTION DU POIDS

Chiots	Jour 18	Jour 19	Jour 20	Jour 21	Jour 22	Jour 23	Jour 24	Jour 25	Jour 26
Chiot 1									
Chiot 2									
Chiot 3									
Chiot 4									
Chiot 5									
Chiot 6									
Chiot 7									
Chiot 8									
Chiot 9									
Chiot 10									
Chiot 11									
Chiot 12									

SUIVI DE TEMPERATURE

Chiots	Jour 18	Jour 19	Jour 20	Jour 21	Jour 22	Jour 23	Jour 24	Jour 25	Jour 26
Chiot 1									
Chiot 2									
Chiot 3									
Chiot 4									
Chiot 5									
Chiot 6									
Chiot 7									
Chiot 8									
Chiot 9									
Chiot 10									
Chiot 11									
Chiot 12									

EVOLUTION DU POIDS

Chiots	Jour 27	Jour 28	Jour 29	Jour 30	Jour 31	Jour 32	Jour 33	Jour 34	Jour 35
Chiot 1									
Chiot 2									
Chiot 3									
Chiot 4									
Chiot 5									
Chiot 6									
Chiot 7									
Chiot 8									
Chiot 9									
Chiot 10									
Chiot 11									
Chiot 12									

EVOLUTION DU POIDS PAR SEMAINE

Chiots	Semaine 1	Semaine 2	Semaine 3	Semaine 4	Semaine 5	Semaine 6	Semaine 7	Semaine 8	Semaine 9
Chiot 1									
Chiot 2									
Chiot 3									
Chiot 4									
Chiot 5									
Chiot 6									
Chiot 7									
Chiot 8									
Chiot 9									
Chiot 10									
Chiot 11									
Chiot 12									

EVOLUTION DU POIDS PAR SEMAINE

Chiots	Semaine 10	Semaine 11	Semaine 12	Semaine 13	Semaine 14	Semaine 15	Semaine 16	Semaine 17	Semaine 18
Chiot 1									
Chiot 2									
Chiot 3									
Chiot 4									
Chiot 5									
Chiot 6									
Chiot 7									
Chiot 8									
Chiot 9									
Chiot 10									
Chiot 11									
Chiot 12									

MON VÉTÉRINAIRE

Nom de la clinique _____

_____

Nom du vétérinaire _____

Adresse _____

_____

_____

Téléphone

📞 _____   📱 _____

Adresse mail _____

Notes

_____

_____

_____

_____

SUIVI VETERINAIRE

Chiots	Vaccination / Dates			Vermifuge / Dates			Autres informations de santé
Chiot 1							
Chiot 2							
Chiot 3							
Chiot 4							
Chiot 5							
Chiot 6							
Chiot 7							
Chiot 8							
Chiot 9							
Chiot 10							
Chiot 11							
Chiot 12							

SUIVI VETERINAIRE

Chiots	Vaccination / Dates	Vermifuge / Dates	Autres informations de santé
Chiot 1			
Chiot 2			
Chiot 3			
Chiot 4			
Chiot 5			
Chiot 6			
Chiot 7			
Chiot 8			
Chiot 9			
Chiot 10			
Chiot 11			
Chiot 12			

OBSERVATIONS

FÉLICITATIONS

L'identifiant de votre chiot est _____

Date de naissance _____   Heure de naissance _____

Poids de naissance _____   Poids actuel _____

Nom donné au chiot _____

Affixe de l'élevage _____

Vaccinations _____

_____

Vermifuges _____

_____

Caractéristiques / couleur(s) _____

Nom du père _____   Nom de la mère _____

Autre(s) particularité(s) de votre chiot _____

_____

MERCI A VOUS

"Le chien est le seul être qui t'aime plus qu'il ne s'aime lui-même."

FÉLICITATIONS

L'identifiant de votre chiot est _____

Date de naissance _____   Heure de naissance _____

Poids de naissance _____   Poids actuel _____

Nom donné au chiot _____

Affixe de l'élevage _____

Vaccinations _____

_____

Vermifuges _____

_____

Caractéristiques / couleur(s) _____

Nom du père _____   Nom de la mère _____

Autre(s) particularité(s) de votre chiot _____

_____

_____

MERCI A VOUS

"Le chien est le seul être qui t'aime plus qu'il ne s'aime lui-même."

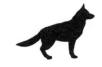

OBSERVATIONS

PORTÉE N°

Père : _____ N° d'identification _____

Mère : _____ N° d'identification _____

Date de saillie : _____

Date de naissance: _____

Nombre de chiots : _____ Décès: _____

Males : _____ Femelles: _____

OBSERVATIONS

_____
_____
_____
_____
_____
_____

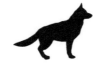

OBSERVATIONS

MISE-BAS

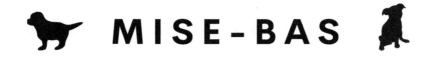

Date : _____ Début : _____ Fin : _____

Chiots	Heure de naissance	Male / Femelle	Particularités / Couleurs	Observations
Chiot 1				
Chiot 2				
Chiot 3				
Chiot 4				
Chiot 5				
Chiot 6				
Chiot 7				
Chiot 8				
Chiot 9				
Chiot 10				
Chiot 11				
Chiot 12				

EVOLUTION DU POIDS

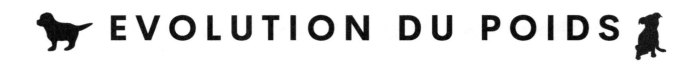

Chiots	Naissance	Jour 1	Jour 2	Jour 3	Jour 4	Jour 5	Jour 6	Jour 7	Jour 8
Chiot 1									
Chiot 2									
Chiot 3									
Chiot 4									
Chiot 5									
Chiot 6									
Chiot 7									
Chiot 8									
Chiot 9									
Chiot 10									
Chiot 11									
Chiot 12									

SUIVI DE TEMPERATURE

Chiots	Naissance	Jour 1	Jour 2	Jour 3	Jour 4	Jour 5	Jour 6	Jour 7	Jour 8
Chiot 1									
Chiot 2									
Chiot 3									
Chiot 4									
Chiot 5									
Chiot 6									
Chiot 7									
Chiot 8									
Chiot 9									
Chiot 10									
Chiot 11									
Chiot 12									

EVOLUTION DU POIDS

Chiots	Jour 9	Jour 10	Jour 11	Jour 12	Jour 13	Jour 14	Jour 15	Jour 16	Jour 17
Chiot 1									
Chiot 2									
Chiot 3									
Chiot 4									
Chiot 5									
Chiot 6									
Chiot 7									
Chiot 8									
Chiot 9									
Chiot 10									
Chiot 11									
Chiot 12									

SUIVI DE TEMPERATURE

Chiots	Jour 9	Jour 10	Jour 11	Jour 12	Jour 13	Jour 14	Jour 15	Jour 16	Jour 17
Chiot 1									
Chiot 2									
Chiot 3									
Chiot 4									
Chiot 5									
Chiot 6									
Chiot 7									
Chiot 8									
Chiot 9									
Chiot 10									
Chiot 11									
Chiot 12									

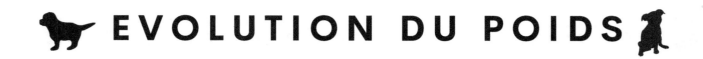 EVOLUTION DU POIDS

Chiots	Jour 18	Jour 19	Jour 20	Jour 21	Jour 22	Jour 23	Jour 24	Jour 25	Jour 26
Chiot 1									
Chiot 2									
Chiot 3									
Chiot 4									
Chiot 5									
Chiot 6									
Chiot 7									
Chiot 8									
Chiot 9									
Chiot 10									
Chiot 11									
Chiot 12									

SUIVI DE TEMPERATURE

Chiots	Jour 18	Jour 19	Jour 20	Jour 21	Jour 22	Jour 23	Jour 24	Jour 25	Jour 26
Chiot 1									
Chiot 2									
Chiot 3									
Chiot 4									
Chiot 5									
Chiot 6									
Chiot 7									
Chiot 8									
Chiot 9									
Chiot 10									
Chiot 11									
Chiot 12									

ÉVOLUTION DU POIDS

Chiots	Jour 27	Jour 28	Jour 29	Jour 30	Jour 31	Jour 32	Jour 33	Jour 34	Jour 35
Chiot 1									
Chiot 2									
Chiot 3									
Chiot 4									
Chiot 5									
Chiot 6									
Chiot 7									
Chiot 8									
Chiot 9									
Chiot 10									
Chiot 11									
Chiot 12									

EVOLUTION DU POIDS PAR SEMAINE

Chiots	Semaine 1	Semaine 2	Semaine 3	Semaine 4	Semaine 5	Semaine 6	Semaine 7	Semaine 8	Semaine 9
Chiot 1									
Chiot 2									
Chiot 3									
Chiot 4									
Chiot 5									
Chiot 6									
Chiot 7									
Chiot 8									
Chiot 9									
Chiot 10									
Chiot 11									
Chiot 12									

EVOLUTION DU POIDS PAR SEMAINE

Chiots	Semaine 10	Semaine 11	Semaine 12	Semaine 13	Semaine 14	Semaine 15	Semaine 16	Semaine 17	Semaine 18
Chiot 1									
Chiot 2									
Chiot 3									
Chiot 4									
Chiot 5									
Chiot 6									
Chiot 7									
Chiot 8									
Chiot 9									
Chiot 10									
Chiot 11									
Chiot 12									

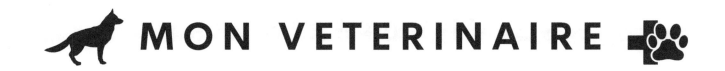

MON VETERINAIRE

Nom de la clinique

Nom du vétérinaire

Adresse

Téléphone

Adresse mail

Notes

SUIVI VETERINAIRE

Chiots	Vaccination / Dates			Vermifuge / Dates			Autres informations de santé
Chiot 1							
Chiot 2							
Chiot 3							
Chiot 4							
Chiot 5							
Chiot 6							
Chiot 7							
Chiot 8							
Chiot 9							
Chiot 10							
Chiot 11							
Chiot 12							

SUIVI VETERINAIRE

Chiots	Vaccination / Dates	Vermifuge / Dates	Autres informations de santé
Chiot 1			
Chiot 2			
Chiot 3			
Chiot 4			
Chiot 5			
Chiot 6			
Chiot 7			
Chiot 8			
Chiot 9			
Chiot 10			
Chiot 11			
Chiot 12			

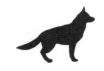

OBSERVATIONS

FÉLICITATIONS

L'identifiant de votre chiot est _____

Date de naissance _____   Heure de naissance _____

Poids de naissance _____   Poids actuel _____

Nom donné au chiot _____

Affixe de l'élevage _____

Vaccinations _____
_____

Vermifuges _____
_____

Caractéristiques / couleur(s) _____

Nom du père _____   Nom de la mère _____

Autre(s) particularité(s) de votre chiot _____
_____

MERCI A VOUS

"Le chien est le seul être qui t'aime plus qu'il ne s'aime lui-même."

FÉLICITATIONS

L'identifiant de votre chiot est _____

Date de naissance _____   Heure de naissance _____

Poids de naissance _____   Poids actuel _____

Nom donné au chiot _____

Affixe de l'élevage _____

Vaccinations _____

_____

Vermifuges _____

_____

Caractéristiques / couleur(s) _____

Nom du père _____   Nom de la mère _____

Autre(s) particularité(s) de votre chiot _____

_____

MERCI A VOUS

"Le chien est le seul être qui t'aime plus qu'il ne s'aime lui-même."

OBSERVATIONS

Printed in France by Amazon
Brétigny-sur-Orge, FR